Dr FÉLIX DEBACKER

En Attendant le Médecin

E. PLON & Cie ÉDITEURS
RUE GARANCIÈRE 10. A PARIS

EN ATTENDANT
LE MÉDECIN

PARIS. TYP. DE E. PLON ET Cie, RUE GARANCIÈRE, 8.

Dr Félix DEBACKER

EN ATTENDANT LE MÉDECIN

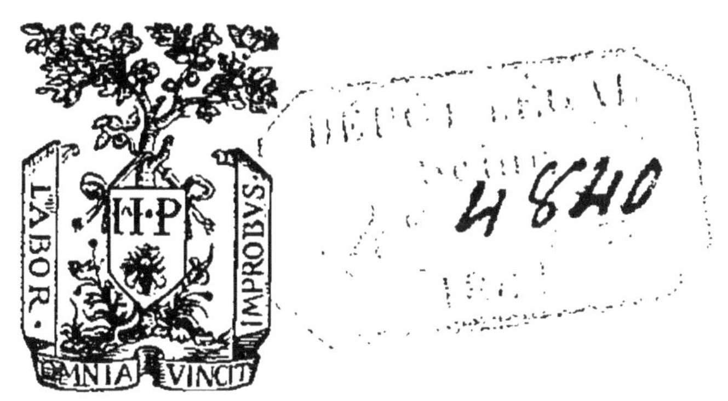

PARIS
E. PLON ET Cie, IMPRIMEURS-ÉDITEURS
10, RUE GARANCIÈRE

M DCCC LXXXII

PRÉFACE

Ce petit livre a été médité.

Il est destiné à éclairer les familles quand il survient des accidents imprévus.

Empêcher de faire mal, aider à faire ce que tout médecin commencerait par ordonner, au moment de la surprise :

Voilà le but que nous nous proposons.

Il est évident pour nous que la famille qui n'a pas son médecin, et qui ne le fait pas intervenir dès qu'une indisposition, même légère en apparence, survient, cette famille commet une erreur grave en même temps qu'une faute.

On se drogue beaucoup trop soi-même dans un grand nombre de pays ; on court beaucoup trop chez des pharmaciens incompétents en matière médicale, chercher une consultation qui est payée avec la drogue.

Souvent on fait mal, en attendant le médecin, et celui-ci, intervenant, est obligé de combattre les inconvénients d'un remède inopportun, le plus souvent nuisible.

Nous voudrions empêcher une grande partie de ces erreurs.

Les encouragements de nos confrères nous sont arrivés en grand nombre. La plupart s'étonnent qu'un tel opuscule ne soit déjà fait et ne se trouve dans toutes les familles.

Quoi qu'il en soit, fidèle au principe d'un de nos grands maîtres :

Vulgariser sans abaisser,

nous livrons avec confiance ce petit travail au public, persuadé que nous lui rendons service.

Dr Félix DEBACKER.

EN ATTENDANT LE MÉDECIN

HYGIÈNE DES MALADIES

M. le professeur Bouchardat, dans son formulaire magistral, a résumé les conseils hygiéniques donnés par les grands médecins de tous les temps. — Nous ne ferons que citer brièvement :

I. **Influences morales.** — Le médecin doit s'identifier avec son malade, le traiter en frère, ménager ses forces tout en l'examinant avec soin. (CHOMEL.)

L'affection et le chagrin obscurcissant le jugement, jamais ne laisser comme garde régulière les parents ou amis du malade. (Graves.)

La garde doit plaire au malade et lui donner des soins minutieux de tous les instants[1]. — Elle doit être sous la direction médicale et ne se substituer jamais au médecin, qui, lui, de son côté, doit prévoir ce qui pourra être utile (Bouchardat.)

II. **De la diète, de sa direction.** — Voici les faits acquis par la science et l'observation à ce sujet : Une diète rigoureuse prive le corps d'une matière proportionnelle à l'aliment qui manque;

[1] Soins minutieux, mais en même temps discrets : bien des garde-malades, par excès de zèle, des parents, par excès d'affection, fatiguent les malades par des questions, par des offres de service incessantes. Rien de plus irritant que ces dérangements continuels pour des personnes aigries par les douleurs, qui veulent avant tout la tranquillité.

(Dr Noël Hallé.)

autrement dit, le corps fournit de sa propre substance ce qui est nécessaire pour l'entretien de la vie pendant un, deux, trois jours de la diète absolue (CHONAT, V. REYNAULD, REISET.)

Le résultat le plus net de la diète est la diminution graduelle du poids du corps.

Les enfants supportent moins bien la diète que les vieillards, et ceux-ci que les adultes à la force de l'âge.

Au début des maladies aiguës, ce qui veut dire des maladies à fièvre, il faut imposer la diète; ou plutôt, la diète s'impose. En effet, un malade qui a de la fièvre n'a plus faim. Le suc gastrique manque dans l'estomac, le sang est à la peau qui est chaude; il n'en reste plus pour faire bien fonctionner les organes internes; toutes les sécrétions salivaires, gastriques, sudorifiques, semblent taries.

La diète abaisse la température : elle favorise la résorption des liquides épanchés ; elle diminue le volume d'organes congestionnés, le foie surtout et le cœur.

III. **Dangers d'une alimentation inopportune.** — Les aliments, n'ayant pas assez de suc gastrique dans l'estomac, fatiguent cet organe et pèsent sur lui ; d'où lésion d'organes au bout d'un certain temps.

Troubles nerveux, refroidissements sans réaction, syncopes mortelles, tels sont les inconvénients d'alimentation exagérée ou mal dirigée dans les cas de maladies fébriles.

— Mais ces malades ont faim, dira-t-on.

— Oui, répond Requin (*Pathologie*, t. I, p. 263), mais ils ont faim dans la tête, non dans l'estomac.

— Soyez d'autant plus sévère, dit Celse (liv. III, IV), dans le régime, que la maladie est plus courte, et d'autant plus indulgent qu'elle sera plus longue.

Le médecin seul doit régler la convalescence, et la commander suivant le genre de maladie qu'il a vu évoluer sous ses yeux.

C'est ici qu'il faut souvent de la résolution de la part de l'entourage pour ne pas céder aux demandes incessantes des malades qui crient la faim.

Une faiblesse peut avoir de graves inconvénients dans la convalescence de certaines maladies : fièvre typhoïde par exemple. Tout ce que doit manger le malade doit être apprécié et désigné par le médecin. A lui seul d'examiner qualité et quantité.

HYGIÈNE DE LA CHAMBRE D'UN MALADE

« Bien installer une chambre de malade, dit le professeur Fonssagrives; « pourvoir avec intelligence à toutes les « nécessités; entretenir l'ordre et la pro-« preté au milieu de toutes les condi-« tions qui les menacent : c'est là tout « un art, et un art bien utile. »

Nous serons laconique, sans phrases, indiquant simplement notre pensée.

I. **Que doit contenir la chambre d'un malade?** — Dans une chambre de malade bien tenue,

1° Écartez tout objet inutile. L'air est une des conditions les plus nécessaires au rétablissement de la santé; les meubles qui embarrassent les chambres, les épais rideaux, les nombreux paravents, les tables de toilette dont le malade n'a pas besoin, un grand nombre de fauteuils, canapés, chaises, sont autant d'objets qui diminuent l'espace utilement occupé par cet agent vivifiant de l'économie tout entière.

2° Mettez à portée du malade tout ce qui peut lui être utile.

3° Ne laissez pas près de lui des médicaments dont il pourrait, par erreur, ou dans le délire, faire un usage nuisible [1].

4° Ne couvrez pas la table de sa chambre d'un tapis de couleur : de pré-

[1] C'est ainsi qu'une de nos malades a pu boire, par mégarde, dans sa tisane, de l'eau chloroformée, qui a failli l'empoisonner. — Les médicaments pour *usage externe* seront toujours mis hors de portée et soigneusement mis à l'écart; à plus forte raison les médicaments dangereux comme laudanum et autres.

férence, placez dans un coin de la pièce une table recouverte d'une nappe blanche, sur laquelle vous disposez les tisanes, ustensiles, potions, provision de sucre, limonade de citron, oranges; en un mot, tout ce qui peut servir.

5° Une chambre de malade bien tenue ne doit point avoir d'odeur.

Comment éviter celle-ci? Rien n'est plus facile, en ne laissant pas les urines, moins encore d'autres meubles indispensables, non vidés. Les vases que l'on doit laisser à la portée du malade doivent toujours être en état de propreté parfaite.

6° Aérez la pièce : pourquoi avoir peur?

L'air est toujours salutaire; les courants d'air seuls ont des inconvénients. On ne saura trop le dire; et il n'y a pas le moindre inconvénient, quand le malade est bien couvert jusqu'au menton, de fermer les rideaux du lit et d'ouvrir une fenêtre, quand le thermomètre placé à l'extérieur marque de 15° à 20°.

Quand la saison est rigoureuse, il faut être plus prudent, *éviter le froid, sans éviter l'air.*

Installez alors un paravent devant le lit du malade, fermez les rideaux et couvrez-le bien.

On ne pourrait croire combien est nuisible la privation d'air que l'on impose trop souvent aux malades.

Un préjugé sérieux est celui de penser que lorsqu'on enlève à une chambre son odeur fiévreuse ou nauséabonde, cette désinfection équivaille à un renouvellement d'air.

Il n'en est rien en effet : la ventilation, l'air pénétrant par une large ouverture, peut seule être utile à la respiration du malade.

Si, malgré le renouvellement de l'air, il reste quelque odeur dans la chambre, on pourra jeter de la *liqueur Labarraque;* elle ne tache point le linge blanc.

A propos d'odeur, nous recommanderons aussi de ne point laisser séjourner de fleurs ni de plantes odoriférantes dans la chambre du malade : l'odorat peut en être flatté, mais le système nerveux en est ébranlé.

Contre les mouches, l'été, on ne doit pas employer autre chose que du papier trempé dans la teinture de quassia-amara : tous les autres papiers tue-mouches sont plus ou moins dangereux.

En résumé, chambre spacieuse et bien aérée : toujours on arrive à faire de l'espace en retranchant tout ce qui est inutile : chambre inodore, à l'abri de tout parasite.

II. **Quelle doit être la tempéra-**

ture de la chambre d'un malade? — En deux mots : ni trop élevée, ni trop basse.

Moyenne de 16° à 20° centigrades : ne jamais dépasser cette limite, quelle que soit la maladie. Pour cela, il est bon d'avoir toujours un thermomètre dans la pièce où se trouve le malade.

Il y a des malades qui supportent mal 17° : pour eux, on peut descendre à 14°, 15°.

Le *thermomètre* est absolument indiqué pour connaître la température de la salle où l'on vit.

Que de fois il nous arrive de voir cet instrument placé près du feu ou à côté d'une porte ! Dès lors il marque mal la température sous l'influence de laquelle se trouve le malade. La place la plus favorable est au-dessus du chevet ou au pied du lit.

Il sera même bon que la famille ait

un *thermomètre axillaire,* c'est-à-dire celui que le médecin place au creux de l'aisselle, afin d'examiner quelle est la température du corps.

On sait, en effet, que par ce moyen seul peut être jugé l'état de fièvre. Les variations du pouls dépendent d'une foule de circonstances. Voyez dix individus; les dix pourront avoir un nombre de pulsations différent : l'un aura 60 à peine, un second 72, un troisième 78, un autre 84 à l'état normal. Dès lors, comment juger de prime abord qu'il y a de la fièvre?

Aussi a-t-il paru plus rationnel depuis longtemps d'examiner la fièvre par degré thermométrique. On a vu que le corps humain au creux de l'aisselle (partie où l'air extérieur pénètre peu) atteint à l'état normal 37 degrés : tout ce qui est au-dessus est donc anormal et accuse une chaleur exagérée ou fièvre, puisque celle-ci est admirablement définie : « exagération de la température animale ».

III. De la tranquillité des malades. — Nous ne pouvons omettre ici un point trop négligé et sur lequel miss Nightingale a surtout appelé l'attention : c'est la *tranquillité* qu'il faut laisser aux malades.

N'éveillez jamais un malade : le sommeil est un temps pris sur l'ennemi. Un médecin qui fait sa visite au moment où le malade sommeille commettrait une faute s'il le réveillait. Il prend les plus grandes précautions à cet égard.

Du reste, cette visite n'est pas perdue ; il y a toute une étude à faire dans le sommeil : les mouvements de la face, le rhythme, le nombre, la longueur des inspirations et des expirations, les mille détails en apparence indifférents qui sont d'autant plus naturels, qu'ils sont moins dépendants de la volonté, tout, pour le médecin témoin du sommeil, acquiert une signification et un intérêt réels.

Une autre chose que l'on doit éviter autant que l'interruption du sommeil, c'est la conversation dans la chambre du malade atteint de fièvre : ou celle-ci se fait à voix basse, et le patient s'évertue à en saisir quelques bribes ; ou bien elle se fait à haute voix, et dès lors elle le fatigue beaucoup.

Causer dans une chambre voisine, où il peut entendre qu'on parle de lui, est au moins aussi mauvais.

« Une bonne garde-malade, dit miss « Nightingale, songe à tout : elle veille, « en prenant ses arrangements le soir, « à ce qu'aucune porte ne puisse crier, « ni un volet battre, le vent vînt-il à « changer. Il y a beaucoup plus de ma-

« lades réservés que de malades expan-
« sifs, et beaucoup se résignent, au
« détriment de leur santé, à passer de
« mauvaises nuits plutôt que de rappe-
« ler à leurs garde-malades les soins
« qu'elles ont omis. »

Ces conseils de la meilleure garde-malade de l'Angleterre sont ceux qui sont donnés aux religieuses Augustines et de Bon-Secours, dont nos pays reconnaissent le dévouement et les soins intelligents.

« *Aimer* les malades, avoir pour eux *la maternité du soin* : qui n'éprouve pas ces deux choses n'a pas le sentiment médical », a dit Fonssagrives. — Cela est vrai, car l'affection rend ingénieux et attentif aux détails dont l'importance ici est capitale.

En résumé, pour donner la tranquillité aux fébricitants, recommander le silence, — huiler les portes qui grincent, — mettre du coton dans les oreilles des malades. Ce dernier moyen d'obtenir le repos ne doit pas être négligé.

IV. **De l'éclairage d'une chambre de malade.** — Une demi-obscurité doit être conservée dans les fièvres avec surexcitation nerveuse.

Une inondation de lumière dans les maladies chroniques, avec pâleur et atonie.

Telle est la règle formulée par l'illustre professeur de Montpellier.

Le soir, il faut s'arranger de manière que les pâles lueurs des veilleuses ne soient pour le cerveau fatigué du malade une cause d'hallucination ou de trouble; placer les lampes de façon que le patient soit vu, sans voir la lumière; — pas de lampe fumante. — La meilleure est la vulgaire veilleuse en porcelaine qui réchauffe les tisanes, à condition qu'elle ne fume point et ne donne point d'odeur.

Dès que la convalescence arrive, le soleil devient le premier médecin. Il est un chimiste très-agissant, disent les auteurs; il a une action purificatrice, il chasse les miasmes malfaisants.

Pendant l'été, quand il fait chaud, il y a un moyen excellent de rafraîchir l'air :

Suspendre aux fenêtres des stores grossiers sur lesquels on jette de temps en temps, avec une éponge, de l'eau froide. Les anciens médecins mettaient dans les chambres des malades des rameaux verts non odorants et chargés de leurs feuilles; ce moyen n'était pas défectueux.

V. **Propreté du malade.** — La propreté des malades est un autre grand point sur lequel nous voulons attirer l'attention : soins de la peau, soins de la chevelure, soins du linge.

1° Il faut laver les malades : la peau, pour fonctionner activement, a besoin d'être débarrassée de la matière grasse sécrétée par les glandes sébacées et sudoripares.

N'oublions pas que nous respirons autant par la peau que par les poumons.

N'hésitons pas à laver à l'éponge nos petits ou nos grands malades; si nous avons des craintes réelles que le refroidissement puisse survenir, employons l'eau tiède : nous aimerions mieux l'eau froide, pourvu que l'on essuie sévèrement avec des linges chauffés aussitôt après l'ablution : une réaction vive est toujours utile.

La propreté est la chasteté du corps, dit Bacon ; de grands médecins ajoutent qu'elle en est la sécurité.

2° Changez souvent vos malades de linge. Ce changement est surtout *né-*

cessaire quand ils sont couverts de sueur : la crainte de supprimer la sueur est absolument fausse; car il est prouvé que le linge bien sec l'excite plutôt.

Il serait bon d'avoir du linge spécial pour la maladie comme on s'en procure pour la nuit; des formes larges, amples, permettent de passer chemises ou peignoir de toile en une seconde sans la moindre fatigue.

3° Dès qu'une femme est malade au lit, il faut que les cheveux soient tressés d'une façon spéciale qui laisse le cou entièrement découvert.

Il faut peigner les malades; sans cela, les cheveux s'imprègnent de sueur et de crasse; quelquefois des parasites les envahissent, et dès lors survient un vrai supplice pour les patients.

De plus, il faut bien savoir que l'air doit circuler entre les cheveux, afin de conserver au cuir sous-jacent sa fraîcheur :

la chevelure en désordre et non peignée ressemble à une calotte imperméable qui se trouve sur la tête d'un malade.

Pour faire disparaître les parasites qui pullulent fréquemment sur la tête des enfants surtout, il suffit d'employer un peu d'*essence de lavande* ou d'huile de cade. Il est tout à fait inutile, il peut devenir dangereux de respecter cette multiplication d'insectes. (V. *Parasites*.)

VI. **Du couchage des malades.** — Le couchage du malade mérite aussi l'attention.

Autant que possible, libre circulation de l'air autour du lit; « pas d'alcôves; ce sont *des réceptacles* de miasmes, et le nettoyage en est difficile [1] ». Les lits en fer sont les meilleurs; le sommier élastique doit remplacer pour toujours la paillasse. Le matelas de crin

[1] Fonssagrives, *Maladies du jeune âge*.

vaut mieux que le matelas de laine, surtout pour les enfants; néanmoins, le matelas de laine est très-bon.

Que l'oreiller soit toujours de crin ou de balle d'avoine, jamais de plume; c'est le seul moyen de maintenir la tête dans un état de fraîcheur.

On aura aussi des oreillers de rechange qu'on pourra remplacer tous les trois ou quatre heures. Ce détail est particulièrement important pour les cas de fièvre avec délire.

Au médecin il appartient d'indiquer quand il sera utile de se servir des *matelas d'eau* qui se louent chez les pharmaciens.

Quant aux couvertures, deux couvertures suffisent l'hiver comme l'été, pourvu que l'on ait soin de conserver la température (17° à 20°) dans la chambre. Un édredon léger est également utile[1].

[1] Grande est l'erreur, si fréquente dans les

VII. **De l'attitude du malade.** — Enfin, il n'est pas jusqu'à l'attitude des malades dans leur lit qui ne doive préoccuper.

Il faut absolument varier la position des malades, ne point permettre de rester continuellement sur le dos, à moins qu'il n'y ait inconvénient sérieux à prendre d'autre position. Il sera bon à ce sujet de consulter le médecin traitant.

VIII. **Des visites.** — Un seul mot des visites : les meilleures sont les plus courtes. — C'est toujours au médecin à les régler, et les familles qui ne l'interrogent point à cet effet commettent une faute sérieuse.

campagnes, qui fait qu'on entasse sur les malades couvertures, édredons, traversins, afin d'amener une sudation souvent inutile, parfois très-débilitante. (Dr Noël Hallé.)

ACCIDENTS DANS LA FAMILLE

Nous tenons à avertir le lecteur que nous ne voulons ici pourvoir qu'au *strict nécessaire*. — Qu'il ne s'attende donc pas à un examen de toutes les maladies, à une sorte de dictionnaire de médecine usuelle ; ce n'est point notre pensée.

A

Abcès (chauds). — Dès qu'un point devient douloureux, gonflé, dur, on doit y appliquer un cataplasme de farine de lin entre deux mousselines ou bandes de tarlatane.

On peut néanmoins espérer faire avorter les abcès :

1° Par une purgation de plusieurs jours.

(L'eau de Rubinat, un grand verre chaque matin par exemple.)

2° Par une application d'eau phéniquée ou d'arnica.

Le médecin seul doit intervenir pour ouvrir les abcès même superficiels.

Les abcès tubéreux du creux de l'aisselle surtout exigent des précautions spéciales.

Si la disposition des parties le permet, un bain local d'eau de guimauve soulage beaucoup.

Il faut aussi avoir soin de tenir élevée la partie malade (abcès de la main, du pied, panaris); cette position diminue beaucoup les douleurs lancinantes.

Abcès (froids). — Ils surviennent lentement : il est bon de voir son médecin dès qu'ils apparaissent.

Absence. — Il arrive assez fréquemment que l'on remarque chez une personne ce que l'on appelle vulgairement une *absence*. C'est un trouble momentané et très-court de l'intelligence et du sentiment, qui ne va pas jusqu'au vertige. Il faut que le médecin soit consulté à ce sujet, et examine la cause.

Cet état peut effrayer quand il survient pour la première fois : le plus souvent, il ne se manifeste pas brusquement; il a été annoncé par un changement dans le caractère, de l'irritabilité, des douleurs en ceinture, plus souvent douleurs et lourdeur de tête.

Si l'absence se prolongeait :

1° Exhausser la tête, si elle tombe.

2° Desserrer les vêtements.

3° Lotions fraîches sur le visage.

4° Fléchir aussi énergiquement que possible l'un des deux gros orteils. (Brown-Séquard.)

Acidités, aigreurs. — 1° Prendre un peu de poudre de rhubarbe, une cuillerée à café de bicarbonate de soude.

2° Avaler dans un peu d'eau de la poudre de charbon ou de magnésie.

Un bon précepte donné par les médecins anglais, c'est celui de mâcher lentement et longtemps, de boire peu d'alcool en cas d'aigreurs.

Acné. — Boutons de la face, du front, des épaules, etc., produits par le développement exagéré des glandes sébacées de la peau. Cet acné peut être boutonneux, induré, croûteux.

1° Un bain alcalin tous les deux jours. (Voir *Bains*.)

2° Se laver à l'eau de son.

3° Cold-cream dans lequel on ajoute bicarbonate de soude, 1 à 2 grammes pour 10 grammes.

4° Régime doux, — pas d'alcool, — bains de pieds à la moutarde.

Air vicié (asphyxie par l').

1° Exposer le malade au grand air, tête élevée.

2° Frictionner tout le corps avec eau-de-vie, surtout les pieds et les mains.

3° Un lavement salé.

Anaphrodisiaques. — Le camphre, le nénufar, etc., passent pour avoir la vertu d'éteindre les désirs : les seuls vrais anaphrodisiaques sont : l'abstinence, un régime peu substantiel, les exercices du corps, et au besoin les saignées.

Angine. — Dès qu'une angine, mal de gorge un peu intense, se manifeste, il faut prévenir le médecin. A lui il appartient de dire à quelle nature d'affection elle répond; car elle peut être couenneuse, gangréneuse, scarlatineuse, tonsillaire.

Si le médecin tarde à venir, et si l'on s'aperçoit, comme on dit vulgairement, que le malade a du blanc dans la gorge, il faut prendre la précaution de l'isoler.

La meilleure chose à faire dans tous les cas, quelle qu'en soit la forme, c'est un badigeonnage du fond de la gorge avec de l'eau de citron, ou du jus de citron pur. A cet effet, on emploie de préférence un plumasseau fait de charpie fixée à une petite tige rigide.

Un second moyen, qui en tout cas peut être très-utile, est celui d'appliquer de chaque côté du larynx une petite compresse d'eau fortement vinaigrée ou chloroformée.

Anis. — Plante dont les propriétés

sont stimulantes. A ce titre, il entre dans la classe des *carminatifs* (vulgairement dits digestifs).

Anthrax. — Gros furoncle à large étendue. Il faut toujours le signaler au médecin, qui examinera si les urines ne contiennent pas une quantité exagérée de sucre.

Aphonie. — Perte subite de la voix. Quelques gouttes d'éther sur un morceau de sucre qu'on laissera fondre lentement dans la bouche.

Aphthes. — Sortes de petites peaux qui se détachent de la muqueuse buccale et laissent à nu des surfaces plus ou moins étendues.

Pour les prévenir, mastiquer longtemps les aliments, les sucer même.

Une petite pincée de bicarbonate de

soude seule ou mélangée à la bière est d'un excellent effet.

Apoplexie. — Ce mot désigne d'une manière générale toute perte de sentiment.

Néanmoins, dans un sens plus restreint, il veut dire *hémorrhagie dans l'intérieur du cerveau.* C'est dans ce sens que nous le prenons.

Un homme qui tombe tout à coup sans connaissance, sans mouvement, avec respiration sonore (stertoreuse), est probablement atteint d'hémorrhagie cérébrale.

Avant l'arrivée du médecin :

1° Sinapismes Rigollot nombreux — bien trempés dans l'eau — au dedans des cuisses.

2° Lavements.

Tabac, 5 gr. . .	Eau, 300 gr.
Eau savonneuse.	un demi-litre.
Aloès.	2 grains.

3° Sangsues à l'anus, à la cheville, plutôt que derrière les oreilles.

4° Mettre la tête haute, desserrer les habits, donner de l'air, frictionner au-dessus du cœur.

Chercher le médecin au plus tôt.

Remarque. — Pour préparer ce lavement au tabac, rien n'est plus facile :

Prendre une forte pincée de tabac ordinaire, la tremper dans l'eau tiède, en exprimer le jus que l'on mélange avec l'eau savonneuse.

Cette eau savonneuse se prépare très-vite en râpant un peu de savon blanc dans de l'eau tiède.

Nous recommandons ce lavement chaque fois que l'on veut obtenir une action révulsive très-prompte par voie intestinale, c'est-à-dire en cas d'apoplexie, — convulsions, — asphyxie dans le bain, occlusion de l'intestin, etc., etc.

Ardeurs d'urine. — Il arrive assez fréquemment des douleurs à la fin de l'émission des urines. En cas de fortes douleurs, le médecin doit être consulté : et en l'attendant, on ne se servira point d'autre chose que de cataplasmes au bas-ventre.

Ces cataplasmes pour être calmants doivent être faits avec farine de lin entre deux mousselines ou tarlatanes; on versera au-dessus du linge 25 gouttes de laudanum de Sydenham.

On pourra faire boire de la tisane de chiendent dans laquelle on mettra une cuillerée à café de bicarbonate de soude par tasse.

Ascarides. (Voir *Vers intestinaux.*)

Asphyxie. — C'est le défaut de respiration suffisante à l'entretien de la vie.

Elle peut être subite. Au cas où l'asphyxie est due à l'obstruction du larynx par un corps avalé de travers (comme on dit), aliment ou autre, il ne faut pas craindre d'aller avec les doigts chercher et extraire le corps étranger au fond de la gorge.

1° Mettre le malade dans un lieu très-aéré.

2° Placer la tête en haut sur un matelas en pente.

3° Débarrasser de tout vêtement gênant.

4° Appliquer des serviettes chaudes sur le corps.

5° Faire passer des vapeurs de vinaigre *avec précaution* sous le nez.

6° Plonger dans l'eau bouillante un marteau quelconque et le promener sur la poitrine et dans la région du cœur.

7° Faciliter avec les deux mains le

mouvement (va-et-vient) de la poitrine.

8° Faire vomir (ipéca, un paquet de 0,50 cent.).

Le médecin appréciera les causes de l'asphyxie et les combattra suivant les cas.

Asthme. — Affection des voies respiratoires qui se manifeste par des accès de suffocation irréguliers, souvent nocturnes.

Que faut-il faire?

Les personnes sujettes à l'accès d'asthme doivent toujours avoir chez elles la potion suivante, dont elles prendront une cuillerée à soupe au moment critique :

Hydrate de chloral	10 gr.
Eau de mélisse des Carmes.	10 —
Eau distillée	100 —

Ne renfermant pas de sucre, cette

potion se conserve bien. — Au médecin d'apprécier quelle est l'origine du mal, et de dire au malade comment il doit se conduire au moment de l'accès : nous n'obvions qu'aux premiers accidents.

L'éther respiré — le papier nitré brûlé devant le malade soulagent souvent.

B

Badiane ou **Anis étoilé**. — C'est le thé des enfants; excellent dans les troubles de la digestion. Il se prépare par infusion comme le thé du Tonquin ordinaire, le café, etc.

Bains. — Manière de préparer les bains :

Ce n'est pas une chose aussi banale que de préparer un bon bain. Nous donnons à ce sujet quelques conseils :

1° Avant tout, mesurer la température : la température ordinaire est de 28 à 32 degrés.

2° Verser de l'eau très-chaude et peu à la fois pour maintenir la température obtenue.

I. Bains alcalins. — Les bains les meilleurs sont, au point de vue du simple fonctionnement de la peau, les *bains alcalins.*

On peut les préparer avec le savon, avec la lessive, avec la soude du commerce.

1° Les bains de savon se préparent en faisant dissoudre dans l'eau une certaine quantité de savon; le savon blanc convient le mieux.

2° On peut faire bouillir quelques poignées de cendres de bois; on fait passer cette lessive à travers un linge, et on la mélange avec l'eau du bain. (Ce mélange est excellent.)

3° La soude du commerce est achetée chez les épiciers :

Pour adulte .	150 gr.	suffisent.
Pour enfant .	50 »	»

II. Bains médicamenteux. — C'est

au médecin à prescrire les bains médicamenteux.

III. Bains émollients. — Une troisième espèce de bains usuels consiste dans les bains émollients :

1° *Bain de son.* — Faites bouillir une livre de son pendant une demi-heure. Passez et mélangez à l'eau du bain.

2° *Bain d'amidon.* — Délayez une demi-livre d'amidon ou de fécule de pommes de terre dans quelques litres d'eau, et ajoutez à l'eau du bain. — Quand on remplace l'amidon par la farine ordinaire, la peau présente un état plus moelleux et plus de souplesse, suivant quelques médecins.

3° *Bain de gélatine.* — Faites dissoudre une demi-livre de gélatine ou colle de Flandre dans un litre d'eau.

4° *Bain adoucissant,* de mauve, de guimauve, etc.

5° *Bain de lait.* — Quelques litres de lait dans un grand bain sont d'un excellent usage.

6° *Bains salés.* — Une demi-livre ou une livre de sel gris : en ajoutant de la gélatine, on obtient un bain gélatino-salin très-utile pour les enfants lymphatiques, un peu mous.

7° *Les bains de Pennès,* autour desquels on a fait beaucoup de bruit, méritent d'être cités. Ils sont aromatiques et alcalins, font fonctionner la peau et la stimulent.

On les prépare facilement en faisant fondre dans l'eau du bain une demi-dose du mélange qui est constitué par des sels imprégnés d'essence, de thym, lavande, romarin, absinthe, menthe, etc.

Il faut qu'il pique légèrement la peau, et lui imprime une certaine rougeur.

8° *Bains sinapisés.* — Il faut à peu près une livre de farine de moutarde.

Remarquons ici que le bain ne doit pas agir par la *chaleur*, mais par la *moutarde*. On voit souvent des parents plonger les pieds de leurs enfants dans de l'eau presque bouillante, croyant que le bain est d'autant plus actif qu'il est plus chaud; c'est une erreur.

Pour qu'un bain de pied sinapisé soit efficace, il faut :

1° Qu'il soit pris dans un seau assez élevé, cylindrique, afin que l'eau baigne non-seulement les pieds, mais les jambes jusqu'à la jarretière.

2° Que l'on applique aux jambes des jarretières assez serrées pour que les veines se gonflent et que la peau rougisse très-fort. (FONSSAGRIVES.)

Le grand bain *sinapisé* ne doit se donner que sur l'ordre du médecin, mieux encore sous sa surveillance.

9° *Bain d'enveloppe.* — Il consiste à envelopper le corps dans une couverture mouillée préalablement dans de l'eau très-chaude et à placer le malade enveloppé dans une couverture très-sèche. Pendant ce temps, on administre une tasse de thé ou une infusion de tilleul ou de jaborandi.

Telles sont, en résumé, les pratiques usuelles et domestiques des bains.

IV. Après le bain. — Après le bain, la réaction doit varier suivant l'effet qu'on veut obtenir.

Après un bain *adoucissant*, on prendra une tasse de tilleul, on se couche dans son lit et l'on dort.

Après un bain *stimulant* (de Pennès ou autre), frictions énergiques à la peau. Rappelons ici la parole d'Aufeland : « Les « palefreniers qui bouchonnent leurs « chevaux couverts de sueur ou d'eau « sont plus hygiénistes que les trois « quarts des hommes. »

Dans toutes les familles, il faudrait des brosses de flanelle consacrées à cet usage.

« L'homme a presque autant besoin d'eau que d'air. » Souvenons-nous de cette vérité.

Bains. — (Accidents qui peuvent survenir dans les bains.)

Bains froids. — L'immersion dans le bain froid produit l'abaissement de la température du corps, le refoulement du sang de la peau vers les parties internes, le ralentissement du sang qui circule, et la gêne de la respiration

Le retour à l'équilibre se fait dans la réaction.

1° L'abaissement de la température est rarement assez notable pour devenir l'occasion d'accident sérieux. — Néanmoins, il peut se faire qu'une personne anémiée, faible de constitution, éprouve un saisissement tel que les mouvements demeurent comme abolis pendant quelques instants. Il suffira de faire des frictions sèches et de l'enrouler dans une couverture de laine chaude pour rappeler la chaleur à la surface du corps.

2° Le refoulement du sang qui se fait de la peau vers les organes internes est la cause la plus fréquente des accidents qui surviennent dans les bains froids. Il occasionne en effet la congestion de tous les organes : cerveau — poumons — cœur — vessie — intestin même

Il explique les indigestions qui surviennent chez les baigneurs trop pressés d'aller au bain après un copieux repas, et chez lesquels la mort subite peut être la conséquence de leur imprudence.

Qu'y a-t-il à faire en cette circonstance?

1° Retirer de l'eau le sujet congestionné.

2° Le frictionner avec de la laine ou du drap chaud.

3° Faire respirer du cognac, du vinaigre.

4° Faciliter avec les mains les mouvements de la poitrine.

5° Lavement de tabac.

5 grammes	une pincée.
300 grammes d'eau.	une demi-pinte.

En cas de très-grande gêne respiratoire, il est toujours prudent de sortir du bain aussitôt.

Bicarbonate de soude. — Ce sel alcalin est très-utile dans la thérapeutique; il vient à point en tant de circonstances, que nous conseillons aux familles d'en avoir toujours une demi-livre chez elles. On le prend par une cuillerée à café dans un demi-verre d'eau.

A cause de son bas prix, il peut être assimilé au sel marin et rend des services non moins grands en une foule de cas, aigreurs, digestion laborieuse, coliques hépatiques ou néphrétiques, etc., etc.

Blessés. — Leur transport réclame certains soins : autant que possible, quatre hommes porteront le blessé sur une table sans marcher en cadence. En brisant le pas, on évite les oscillations cadencées ; c'est dans ce but qu'on enseigne aux infirmiers militaires à rompre le pas en portant un brancard.

On a préalablement étendu un matelas sur la table.

Couper les vêtements, si les parties blessées se gonflent rapidement.

MM. Bouchut et Desprès ont formulé cette double loi :

1° Favoriser l'écoulement des liquides

des plaies et tenir la blessure dans une immobilité absolue.

2° Appliquer un pansement humide.

Nous mentionnerons simplement les remèdes que l'on peut employer en attendant le médecin.

1° En cas d'hémorrhagie, on versera dans un verre d'eau ordinaire une quarantaine de gouttes de perchlorure de fer, on imbibera une compresse de cette solution, on appliquera cette compresse sur la plaie qui saigne abondamment.

2° Dans le cas d'un gros jet de sang qui sort d'une plaie, ne pas craindre de placer les doigts pour boucher la source de l'hémorrhagie, la comprimer ainsi jusqu'à l'arrivée du médecin.

3° En cas de plaies par armes à feu, charpie mouillée avec de l'eau fraîche.

4° En cas de morsures de chien ou autre animal (vipère, serpent, singe, perroquet), faire saigner la plaie aussitôt, afin que le sang, en s'écoulant, emporte le principe vénéneux, s'il en existe.

Pour toutes blessures, le médecin appréciera ce qu'il y a lieu de faire; nous indiquons le strict nécessaire en son absence.

Quelques mots pratiques sur les fractures :

1° Ne jamais essayer seul de relever dans la rue un homme qui a la jambe cassée; il faut être plusieurs et vigoureux. Un homme doit être uniquement occupé à maintenir des deux mains le membre cassé, très-solidement, pour éviter les mouvements des os fracturés. Faute de ces précautions, on peut aggraver l'accident par précipitation.

2° Laisser le médecin arriver sur le théâtre de l'accident.

Bosses sanguines. — Par suite de chute sur la tête, il se forme souvent, chez les enfants surtout, des bosses de sang, sans qu'il y ait plaie. — Dans ce cas, comprimer avec une pièce d'argent, pour forcer le sang à se résorber, est une bonne pratique. A défaut de ce moyen, ou même s'il reste de l'empâtement après ce moyen, il est bon d'appliquer une compresse trempée dans de l'eau blanche, dans l'arnica, en comprimant avec un tampon d'ouate.

Bouillon. — Le bouillon le plus consommé renferme bien peu de matériaux alimentaires, de très-petites proportions d'aliments de la calorification, graisse et dextrine.

Les principes immédiats azotés y sont en minime quantité, et ce ne sont pas des matériaux qui se transforment en notre substance (protéiques), mais des corps qui ne font que traverser l'économie et se retrouvent dans l'urine.

C'est donc une erreur que de croire qu'on peut se donner des forces, dit M. le professeur Bouchardat, en prenant beaucoup de bouillon et de consommé. Il est parfaitement prouvé, du reste, qu'*un litre de consommé renferme à peu près six fois moins de principes nutritifs qu'un litre de lait.*

Mettons en présence des chiffres. Pour un litre de bouillon consommé et de lait de vache (le plus usuel), la comparaison est facile :

BOUILLON.

Eau		972
Matières fixes.	Matières minérales	11
	Principes organiques	17

N. B. — Sur 11 de principes organiques produits par le bouillon, 6 sont formés par les légumes.

LAIT.

Eau.		866
Aliments de calorification	Beurre.	38,39
	Lactine.	53
Aliments plastiques.	Caséine et Albumine.	37,195
Aliments inorganiques.	Sels divers.	4,310

Analyse de BOUCHARDAT.

Le bouillon, ne renfermant presque pas de principe assimilables, n'est pas nourrissant; pris comme seul aliment, il ne fait par lui-même que *retarder* la mort par inanition; mais il calme la soif et pour un moment la faim.

Avant le repas, il favorise la digestion, parce que, s'il est de saveur agréable, il suscite la sécrétion du suc gastrique, qui se mêle mieux aux aliments solides dès leur arrivée dans l'estomac. (LITTRÉ.)

Nous insistons sur ce sujet, parce que tout le monde croit que le consommé est plus nourrissant que le lait; celui-ci ne mérite pas cette défaveur, et l'hygiène perd beaucoup dans ce cas. (Voir article *Lait*.)

Brûlures. — Il y a plusieurs degrés de brûlure.

Quel que soit le degré, nous conseillerons tous les liniments à base d'huile, mais nous donnons la préférence à celui-ci :

Huile d'amandes douces .	100 gr.
Acide phénique.	50 centigr.
Eau de chaux.	150 gr.

Nous conseillons d'avoir toujours ce liniment sous la main.

A défaut de ce liniment, cherchez tout de suite à envelopper la partie brûlée et à la soustraire à l'air. On évitera ainsi le plus souvent la formation des cloches et les douleurs.

Si la brûlure est très-étendue en surface, on doit craindre les phénomènes généraux : excitation nerveuse, abattement, frisson, refroidissement des extrémités.

La présence du médecin est indispensable.

Si l'*œil* est compris dans la brûlure, le laver à grande eau, ou mieux avec du lait.

C

Cataplasmes (manière de les faire). — Rien de plus banal et rien de plus mal fait.

Le but du cataplasme étant de produire une sorte de bain local, tout doit tendre vers ce but.

Il faut donc que le cataplasme conserve son humidité, son épaisseur, sa température.

La farine de lin est la base de tout cataplasme; il faut la prendre chez le pharmacien, car souvent elle est falsifiée chez l'épicier.

Nous préférons ce genre de cataplasmes, parce que la farine de lin contient de l'huile et un mucilage, sorte de colle.

Il faut faire bouillir l'eau avec la farine de lin pour avoir une pâte bien homogène qui retienne bien l'humidité et la chaleur. Il faut qu'il soit assez épais pour ne pas couler vers les points déclives.

Placez-le entre deux morceaux de *tarlatane* ou de *gaze*, graissez avec de l'huile d'amandes douces la partie où vous voulez l'appliquer, recouvrez-le, quand il est appliqué, d'un morceau de toile vernie : vous aurez alors un véritable bain local, émollient et vaporeux.

Les cataplasmes de fécule, de poireaux, de pulpe de carottes, etc., doivent être beaucoup plus renouvelés.

Le professeur Fonssagrives recommande la *toile-cataplasme Hamilton*. C'est une toile mucilagineuse toute préparée : il suffit de la plonger dans l'eau très-chaude pour avoir un cataplasme instantané.

Choléra. — En temps de choléra, se défier de la diarrhée. — Appeler aussitôt le médecin, et en attendant prendre un demi-lavement dans lequel on ajoute une cuillerée d'amidon bien délayée dans l'eau phéniquée.

Coliques. — 1° Lavement ainsi composé : une cuillerée à soupe d'amidon délayée dans l'eau froide, puis versée dans la demi-pinte de lavement tiède.

Ajoutez de 10 à 15 gouttes de laudanum. — Jamais de laudanum aux enfants.

Pour les enfants, remplacer le laudanum par quelques cuillerées à café d'eau de fleur d'oranger.

2° Cataplasmes chauds : étendre sur le cataplasme 25 gouttes de laudanum.

A défaut de médicaments, repos horizontal, dans un lit chaud. Flanelles, serviettes chaudes sur le ventre.

Le médecin recherchera la cause des coliques et les appréciera : cette cause peut être très-diverse.

Quand les coliques ne viennent pas de l'intestin, les douleurs s'irradient plus d'un côté ou de l'autre. Si les deux côtés sont pris, il faut songer à la gravelle et aux coliques *néphrétiques* qui en sont la conséquence. Si c'est un seul côté, le côté droit, on pensera de préférence aux coliques hépatiques ou de foie (gravelle biliaire).

En tous les cas, outre les remèdes ci-dessus (cataplasmes, etc.), on avalera tout de suite, en attendant le médecin, deux ou trois cuillerées à café de bicarbonate de soude.

N. B. — Toute personne sujette aux coliques doit porter une ceinture de flanelle.

Compères (orgeolet). — Ainsi nommé

parce qu'il ressemble à un grain d'orge. C'est un véritable petit furoncle à l'angle ou à la partie supérieure de la paupière.

Quand il se présente deux orgeolets à une personne, il faut la purger ; s'ils se renouvellent souvent, malgré la pommade suivante :

Vaseline	20 gr.
Calomel	0,05 cent.

il faut analyser les urines.

Les petits cataplasmes de farine de lin sont ici formellement indiqués pour faire mûrir (comme on dit vulgairement).

Contractures. — Roideur des doigts formant griffe, ou des orteils fléchis, — roideur d'un membre.

Employez frictions avec flanelle le long de la colonne vertébrale, en attendant le médecin.

Contusions. — Appliquez compresse d'*eau blanche;* mettez dans un repos absolu la partie blessée. Un grand bain après les contusions multiples est un excellent moyen pour assouplir les tissus.

Les épanchements récents seront méthodiquement comprimés par le médecin.

Convulsions. — Phénomènes désordonnés : elles sont toniques ou cloniques; les unes sont annoncées par la roideur, les autres par le mouvement; les premières peuvent passer inaperçues, les autres effrayent.

1° Appliquer tout de suite *sinapismes gollot* bien *détrempés* aux parties internes des cuisses;

2° Envelopper les jambes d'ouate (faire une botte) et y jeter une quantité de farine de moutarde.

L'enfant atteint de convulsions doit

être déshabillé complétement, mis au lit dans une chambre spacieuse, bien aérée, et au besoin son corps peut être exposé à un courant d'air frais. (BOUCHUT.)

Au médecin il appartient de rechercher la cause de ces phénomènes et de les combattre.

Un lavement au tabac, comme nous l'avons déjà indiqué pour l'*apoplexie*, peut être très-utile.

Coqueluche. — Elle doit toujours être surveillée par le médecin, parce que la coqueluche la plus simple est chose très-sérieuse, et peut devenir très-grave dans ses conséquences.

1° Dans la première période, dite catarrhale, les enfants doivent être traités comme atteints de bronchite, rhume ordinaire.

2° Dans la période nerveuse, à l'apparition des cris du coq, les antispasmodiques ou antinerveux : belladone, aconit, bromures de potassium et de sodium, iodures à l'occasion, fumigations, etc., etc.; tout doit venir au secours du médecin, et être habilement employé.

Corps étrangers. — Quand un corps étranger a pénétré dans une cavité, il importe de ne rien faire avant l'arrivée du médecin, car il arrive fréquement que voulant enlever l'obstacle, on l'enfonce davantage.

Néanmoins, si c'est dans les voies aériennes que l'obstacle est engagé, un vomitif peut en avoir raison.

Crampes. — Appuyer tout de suite à plat le pied, quand la crampe réside dans la jambe, — de même la main, si elle existe dans le bras.

Si les crampes semblent avoir une tendance à se représenter, entourer le bras ou la jambe de flanelle chauffée. Si c'est la nuit qu'elles se déclarent, il sera bon d'avoir près de soi une brosse de flanelle pour frotter vivement la peau.

Consulter le médecin.

Croup. — Bien distinguer le vrai du faux : quel qu'il soit, appeler le médecin.

En attendant, dès le début :

1° Un vomitif (ipéca. — Jamais d'émétique aux enfants!).

2° Des sinapismes Rigollot aux jambes.

3° Des bottes d'ouate avec farine de moutarde jetée à l'intérieur.

4° Autour du cou serviettes chauffées.

5° Surtout point de vésicatoires.

6° Tisane de chiendent pour faire uriner.

7° Un remède inoffensif qui jouit

d'une grande vogue dans certains pays de Flandre consiste à mélanger moitié de levûre de bière, moitié de miel [1].

On administre ce médicament jusqu'à selle abondante, par cuillerée à café.

Le médecin constatera le danger, ou tranquillisera les parents.

[1] Nous avons eu l'occasion de faire quelques essais de ce produit : nous l'avons récemment recommandé à l'attention de nos vénérés maîtres à l'hôpital de l'Enfant-Jésus, à Paris.

D

Défaillance. — C'est une syncope mitigée. Voir *Syncope*.

Dents (maux de). — La plupart des maux de dents ayant pour cause la fluxion ou l'arrêt du sang autour d'une carie, la révulsion paraît indiquée : je conseille donc, non d'appliquer immédiatement sur la dent cariée le topique (créosote ou autre), mais de forcer le sang à circuler dans toute la bouche : pour cela, le *gargarisme* à l'eau vinaigrée, à l'eau-de-vie pure, est utilement employé; celui qui réussit presque infailliblement, c'est le suivant :

Chloroforme.	30	grammes.
Eau distillée.	100	—

Comme il ne se délivre que sur une ordonnance de son médecin, il est convenable de la lui demander. (Voir *Eau chloroformée.*)

E

Eau chloroformée. — C'est un révulsif instantané, puissant, sans inconvénient, que nous employons dans toutes les circonstances où le vésicatoire est usité.

Depuis que nos confrères en ont vu avec nous les effets remarquables, un très-grand nombre l'ont mis en usage et sont heureux de reconnaître que cette eau est souveraine en une foule de cas.

Comme nous désirons vulgariser un remède aussi simple qu'il est efficace, nous dirons comment nous l'employons.

En général, moitié chloroforme, moitié eau.

Agiter vivement, afin que le mélange se fasse autant qu'il est possible : verser quelques gouttes sur une compresse et appliquer sur la partie douloureuse.

Il faut bien se garder de *respirer* le chloroforme; préparé pour l'*usage externe,* il est loin d'être pur, et dès lors, il présente les inconvénients de tous les poisons de l'appareil respiratoire, comme le chlore, l'ammoniaque, l'oxyde de carbone, etc., etc.

Pour les personnes que l'odeur du chloroforme importune, nous conseillons de masquer cette odeur en ajoutant dans le flacon quelques gouttes d'essence de menthe, de fenouil, de canelle, suivant le goût.

Eau de fleur d'oranger. — Doit toujours exister dans les familles : excellent calmant, surnommé la *valériane* des petits enfants.

Ne craignons pas de la donner par

trois cuillerées à soupe dans un litre d'eau chaude sucrée : c'est là une excellente tisane.

Ébriété. — Un remède inoffensif : de 10 à 15 gouttes d'ammoniaque dans un verre d'eau.

Éclampsie. (Voir article *Convulsions.*)

Émollients. — Les principaux émollients à employer sont les lichens, — mauves, — guimauves, — lin, — grande consoude, — réglisse, — orge, — chiendent, — amandes douces, — gélatine, etc., etc.

Empoisonnement. — Lorsque l'on se croit en droit de supposer un empoisonnement, soit parce que, après un repas, plusieurs convives ont été saisis des mêmes malaises, soit parce qu'on s'est aperçu de l'absorption d'une substance vénéneuse, voici les règles à observer en toute circonstance :

1° Faire vomir.

Pour un adulte, 5 centigr. d'émétique.

Pour un enfant, 50 centigr. de poudre d'ipéca.

Entre les vomissements, boire beaucoup d'eau tiède.

On espère ainsi évacuer le poison avant qu'il soit absorbé.

2° Battre tout de suite deux blancs d'œufs : ajouter un demi-litre d'eau; sucrer un peu et faire boire cette *eau albumineuse*.

On a grande chance par ce moyen de transformer le poison en albuminate, sel insoluble et par conséquent non absorbable.

Le médecin intervenant aussitôt

administrera, s'il le juge à propos, le contre-poison.

Empoisonnement par les champignons vénéneux :

On peut formuler les règles suivantes :

1.° Vomitif.

5 centigr. d'émétique pour adulte.

1 gramme d'ipéca pour enfants âgés de sept ans.

2° Boire huile de ricin, — quantité suffisante, pour forte selle de 35 à 50 grammes.

Huile de ricin. . . . . . . 40 à 60 gr.
Sirop de fleur de pêcher. . 60 gr.
Jus de citron ou d'orange à volonté.

Prendre cette préparation si vite préparée par cuillerées à soupe, jusqu'à selle abondante.

Le médecin qui sera appelé constatera les symptômes douloureux et les irritations produites par le poison. — A lui d'y remédier.

Empoisonnement par les moules :

1° Vomitif;

2° Purgatif;

3° Sirop d'éther ou éther dans l'eau sucrée (quelques gouttes de laudanum, de 5 à 10, seront très-utiles);

4° Quand il y a de très-violentes coliques, on doit soupçonner l'existence de cuivre dans les moules, et alors on fera comme pour *empoisonnement* en général. Eau albumineuse et eau ferrée-rouillée.

Empoisonnement par le verre pilé, l'émail, etc., etc. — Gorger le malade de panade, d'aliments féculents enveloppant la matière qu'on veut faire sortir, afin qu'elle ne puisse blesser le tube digestif.

Entéralgie. (Voir *Coliques.*)

Entorse. — En cas de foulure ou entorse, prévenir tout de suite le médecin, car lui seul peut juger s'il y a réellement danger ou non. Que de fois des luxations graves sont restées méconnues et dès lors non traitées, à cause de cette négligence!

La seule chose que l'on puisse faire ici en attendant le médecin, c'est de mettre l'articulation lésée dans un bain froid, ou de la couvrir d'un linge imbibé d'eau blanche. Il faut que le bain soit renouvelé aussitôt que l'eau s'échauffe; de même le linge imbibé d'eau blanche doit être souvent renouvelé. — Il est bien entendu que le membre gardera la plus absolue immobilité.

Il est reconnu aujourd'hui qu'un massage bien fait et surtout exécuté le plus tôt possible après l'accident, peut faire gagner plusieurs semaines de temps.

Il est préférable que le médecin intervienne pour cela. S'il était impossible d'en trouver, voici comment il faut s'y prendre :

Admettons qu'il s'agisse du pied (c'est l'entorse la plus fréquente).

Le malade est assis et appuie la plante du pied sur le genou de l'opérateur.

Celui-ci doit :

1° Embrasser avec la main gauche le talon du pied lésé ;

2° Faire exécuter des mouvements à l'articulation du talon, en comprimant fortement le gonflement sous les chevilles;

3° De la main droite bien huilée avec le pouce et l'index, glisser de bas en haut sur le dos du pied, en comprimant toujours fortement; il faut que le pied par cette manœuvre retrouve sa forme primitive.

Les douleurs déterminés par les premières pressions sont très- grandes, mais elles cessent au fur et à mesure qu'on continue à masser. — Le malade peut aussitôt se chausser et marcher : une simple bande maintient le pied.

Aucun appareil n'est nécessaire, et le blessé reprend ses occupations le lendemain ou le surlendemain.

Par ce procédé, on obtient en quelques minutes la disparition non-seulement des douleurs, mais de l'engorgement des tissus.

Épilepsie (attaque d'). — Le malade tombe brusquement, fait des grimaces, agite ou non bras et jambes; la langue sort de la bouche qui écume; elle est mordue le plus souvent.

1° Éther à respirer.

2° Grand air.

3° Eau chloroformée en compresses à la nuque (derrière le cou).

Au médecin d'intervenir tout de suite pour poser un diagnostic sûr.

Epistaxis (saignement de nez). — Quand il est trop abondant, rester debout, tête levée; presser (comprimer) la narine d'où sort le sang; lever en l'air le bras correspondant à cette narine, tenant celle-ci bouchée.

Appliquer sur les narines l'eau froide, — l'eau vinaigrée, en faire aspirer par là et en faire renifler.

Quelquefois, pendant le saignement de nez, on rend du sang par la bouche ou l'on en vomit, ce qui effraye les personnes présentes; c'est le plus souvent parce que le sang qui part du nez revient par la bouche, ou que, étant descendu dans l'estomac, il provoque des vomissements.

Sur les tempes, compresses d'eau glacée, on un morceau de glace.

Dans les cas rebelles à ces moyens, prenez un petit tampon d'ouate, trempez-le dans l'eau au perchlorure de fer (art. *Hémorrhagie*), et bouchez le nez.

On a réussi quelquefois à arrêter une hémorrhagie nasale en jetant tout à coup une clef froide, un corps froid quelconque le long du dos.

Esquinancie. — Mot vulgaire et vieilli qui désigne l'*amygdalite* (angine tonsillaire).

Les deux glandes en forme d'amandes qui se trouvent dans l'arrière-bouche sont très-sujettes, chez certaines personnes, à s'enflammer.

1° L'ablation de ces appendices, dont l'usage jusqu'ici n'est pas connu, est le moyen radical d'en finir avec un mal souvent périodique. Il est, à cet effet, des procédés devenus bénins, par le galvanocautère. (Krishaber.)

2° Les moyens abortifs de cette affection, plus ennuyeuse que dangereuse, consistent à appliquer, dès qu'il y a la moindre douleur ou la moindre gêne à avaler, une petite ventouse sèche de chaque côté du larynx, ou, après avoir consulté son médecin, un petit linge d'eau chloroformée au même endroit externe.

3° Si le mal n'a pas complétement disparu, quelques légers gargarismes au chlorate de potasse prescrits par le médecin, quelques insufflations d'alun triomphent bien du mal. (Voir *Gargarismes.*)

F

Faux croup. — Affection des enfants. Éclate brusquement après les premières heures de sommeil, vers minuit, une heure du matin.

Appeler le médecin pour l'examen de la gorge.

En attendant le médecin, que faire?

1° Prendre une éponge, la tremper dans l'eau très-chaude et l'appliquer sur le larynx de l'enfant; cela suffit quelquefois pour faire cesser le spasme.

2° Faire vomir l'enfant :

Poudre d'ipéca : un paquet de 50 centigrammes dans eau tiède.

3° Pour empêcher le retour :

Quelques gouttes d'éther dans un demi-verre d'eau sucrée.

Le médecin seul doit intervenir pour combattre l'origine du mal.

Foudre (accidents produits par la). — Ranimer les blessés par des frictions et des affusions froides.

L'éclair est une gigantesque étincelle électrique qui jaillit entre un nuage et le sol. Il peut atteindre l'homme et les animaux. Celui qui voit l'éclair n'est jamais frappé de la foudre; en effet, l'étincelle se produisant en un millionnième de seconde, l'œil n'a pas le temps de l'apercevoir que déjà elle n'est plus : l'impression sur la rétine arrive en retard.

Sur l'homme, les métaux portés par les vêtements subissent des effets variés suivant qu'ils sont bons ou mauvais conducteurs de l'électricité.

Sur les animaux, les poils et l'épiderme, étant moins bons conducteurs que les parties sous-jacentes, sont enlevés, de même que les vêtements.

Les autres accidents les plus fréquents sont :

1° Les brûlures. (Voir *Brûlures*.)

2° Les ecchymoses, comme dans les *Contusions*.

3° Les paralysies des nerfs atteints, d'où perte de la vue, de l'ouïe.

4° La mort subite, avec ou sans fracture des os.

5° La décomposition des éléments du sang, qui est cause de la putréfaction très-rapide.

En tout accident de ce genre, agir selon les circonstances. Quand il n'y a que *stupeur* et *commotion nerveuse*, ranimer les blessés par des frictions et des affusions froides.

Fractures. — Le médecin seul peut les apprécier et les réduire. — En attendant, compresses d'eau blanche ou d'arnica.

Froid. — Quand un individu est engourdi par le froid :

1° Craindre de l'introduire dans une pièce chauffée ;

2° Le frictionner au dehors avec de l'eau-de-vie camphrée ;

3° Le masser par tout le corps pour faire circuler le sang ;

4° L'empêcher de rester au repos. Le mouvement seul fait venir la chaleur.

G

Gargarismes. — Comment faut-il faire un gargarisme? Question de prime abord banale, mais dont la solution est essentiellement pratique.

Les $\frac{4}{5}$ des gargarismes restent sans effet, parce qu'on les fait *bruyamment* : on fait ainsi parvenir le liquide dans la bouche, d'où l'on a peur qu'il n'échappe et n'arrive à l'arrière-gorge. Il suit de là que ce sont la partie interne des joues, les gencives, la langue et le haut du palais seuls qui jouissent du bain local qui s'appelle *gargarisme*. C'est un tort, car la plupart des gargarismes sont prescrits pour les maux de la gorge, et celle-ci n'est presque jamais arrosée dans le *gargarisme à glouglou*.

Nous prescrivons depuis longtemps aux malades le *gargarisme* dit *silencieux,* parce qu'il consiste à prendre *sans bruit* une cuillerée à soupe d'une préparation de chlorate de potasse ou autre; on laisse séjourner *silencieusement* cette eau médicamenteuse dans la bouche, en laissant baigner la langue, la gorge, et ce n'est qu'en dernier ressort, quand on sent qu'un mouvement de déglutition est devenu indispensable, que l'on rejette ou l'on avale le gargarisme.

C'est pour cela que nous prescrivons toujours et que nous nous permettons de conseiller aux médecins de ne prescrire que des gargarismes qui puissent être avalés sans inconvénient.

Gastralgie. (Voir *Crampes d'estomac.*)

Goutte. — Accès :

1° Cataplasmes dans lesquels on verse 25 gouttes de laudanum.

2° Application de compresses d'eau sédative, d'eau chloroformée.

Le médecin indiquera les remèdes préventifs.

Gravelle. (Voir *Colique néphrétique.*)

H

Hématémèse. (Voir *Hémorrhagie.*)

Hémorrhagie. — 1° Faire avaler plusieurs gorgées d'eau très-froide, — à défaut de glace fondue dans la bouche.

2° Imposer silence et repos au malade; faire circuler l'air frais autour de lui.

3° Appliquer compresses d'eau glacée sur la poitrine.

4° Verser dans un verre d'eau froide un peu de lie de vin; mélanger et boire.

Le médecin doit apprécier la cause et la combattre.

Si l'hémorrhagie a lieu par quelque autre orifice que par la bouche, — faire de légers tampons qu'on imprégnera préalablement d'eau perchlorurée.

Pour préparer cette eau, il suffit de verser goutte à goutte dans un demi-verre d'eau le perchlorure de fer liquide jusqu'à ce que l'on obtienne une coloration jaune plus ou moins foncée.

Hernie. — Le médecin seul peut intervenir.

Garder le repos le plus absolu en l'attendant.

Hoquet. — Le hoquet est une convulsion du diaphragme (muscle transversal qui sépare le poumon des intestins).

1° Avaler *lentement*, et à petits mouvements répétés, quelques gorgées d'eau fraîche.

2° Retenir le plus longtemps possible la respiration.

Certains hoquets peuvent durer très-longtemps : en cas de persistance, appeler le médecin.

Huîtres. — Excellent mets, facile à digérer et stimulant des estomacs paresseux, à cause du sel marin qui s'y trouve renfermé sous une forme agréable.

A recommander aux enfants faibles, lymphatiques, à chairs molles; chaque cuillerée de l'eau que les huîtres renferment vaut plus qu'une cuillerée de sirop antiscorbutique. (FONSSAGRIVES.)

I

Ictère. — La jaunisse peut survenir brusquement après une émotion morale.

L'intervention médicale est indiquée dans le plus bref délai.

Indigestion. — Au moment du malaise, infusion de thé noir, café noir sans sucre, — un verre de rhum dans café noir, alcoolat de mélisse.

Pour faire vomir, tasse d'eau tiède ou avec poudre d'ipéca (paquet de 0,50 centigr.), — 20 gouttes d'éther sur un morceau de sucre.

L'indigestion étant souvent l'annonce d'une maladie plus sérieuse, consulter son médecin.

L

Lait. — Aliment nutritif par excellence. Il contient tout ce qui est nécessaire à notre alimentation. Il peut à lui seul suffire à entretenir la vie, comme on le voit chez les personnnes soumises au *régime lacté*. Quel nombre de malades, affaiblis par de longues maladies et s'épuisant insensiblement, ont dû leur salut à la diète lactée !

Quand on digère difficilement le lait de vache ou d'ânesse, on mélange avec *eau de Vichy*, une cuillerée à soupe par verre.

Légumes. — Les malades et les convalescents ne doivent guère sortir de ce cadre restreint :

1° Pommes de terre (et encore peu suffit).

2° Chicorée cuite (c'est mieux).

2° Épinard (bon).

4° Haricots verts (moins bon).

5° Asperges (excellent).

6° Feuilles de rhubarbe cuite à la façon des épinards (très-bon).

Liebig. (Extrait de viande.) — C'est la plus charlatanesque exploitation de notre époque. Voici comment en parlent nos maîtres :

« On a cru pouvoir utiliser les viandes qui se perdent en si grande quantité, faute de moyens de transport, dans les régions peu habitées du globe, en préparant des *extraits*. On présente au public ces *extraits* comme un aliment utile, pouvant presque remplacer la viande en nature : mais il faut bien le savoir, ils ne représen-

« tent que du bouillon concentré, privé « de gélatine et de corps gras. Ces prin- « cipes, qui altèrent rapidement le « bouillon, ne permettraient pas de « conserver les extraits de viande, s'ils « en renfermaient.

« Un chimiste des plus célèbres, le « baron Liebig, n'a pas craint de lancer « cette entreprise industrielle, en abu- « sant de sa réputation pour lui donner « de la vogue. S'il fallait en croire les « prospectus revêtus de cette illustre si- « gnature, le professeur lui-même au- « rait pris la peine d'analyser les pro- « duits offerts au commerce. Il est mort « aujourd'hui, mais la *vogue malheu-* « *reuse* que le charlatanisme a donnée « à l'*extrait de viande Liebig* est loin « d'être épuisée. *Il est bon de prévenir* « *le public que non-seulement les ex-* « *traits de viande ne sont point des* « *aliments, mais que, pris à dose un*

« *peu forte, ils constituent un véritable* « *poison*[1]. »

La thèse de M. Muller (Paris, 1870) renferme à cet égard des données bien intéressantes : un chien de 6,500 grammes, après avoir mangé pendant six jours 20 grammes d'extrait (une cuillerée à soupe) par jour mélangés à sa nourriture ordinaire, est pris de diarrhée et meurt.

Quant à l'*extrait de viande* donné seul, il tue les animaux bien plus rapidement que la privation complète de toute nourriture.

Ces effets sont dus à la quantité considérable de chlorure de potassium et d'autres sels de potasse que renferme l'*extrait de Liebig*.

Conclusion : l'*extrait de Liebig* n'a

[1] PROUST, professeur agrégé de la faculté de Paris, *Hygiène publique et privée*.

aucune valeur ni comme aliment ni comme condiment ; il n'a rendu service qu'à ceux qui ont, par ce moyen, exploité leurs semblables.

M

Migraine. — Douleurs vives de la tête ou d'une moitié de la tête, avec fatigue, souvent terminées par vomissements.

Plus spéciale aux femmes et aux hommes intelligents.

Interroger son médecin, qui verra si la migraine ne vient pas d'une affection de l'estomac ou des intestins, etc., — car si elle trouve sa cause dans l'une ou l'autre maladie, c'est à cette cause qu'il faudra s'adresser.

En attendant :

1° Café noir.

2° 3 gouttes d'ammoniaque dans un demi-verre d'eau.

3° De un à trois cachets Limousin de

0,10 centigrammes de sulfate de quinine.

4° Un paquet de *Guarana Grimault*.

5° Application d'*eau chloroformée* sur le front ou aux tempes.

La plupart des malades sujets aux migraines ne peuvent se soulager qu'en se couchant et en restant immobiles, dans l'obscurité, ou les yeux fermés.

Morsure. (Voir *Empoisonnement par morsure d'animaux venimeux.*)

N

Névralgies. — Que le médecin traite la cause.

En attendant, pour calmer des douleurs trop vives, la teinture d'iode fait peu d'effet; l'*eau chloroformée* en fait beaucoup, et parvient quelquefois à enrayer la marche de névralgies persistantes.

Névralgie dentaire. — Faire de la révulsion dans l'intérieur de la bouche, et non sur le point douloureux.

Voici ce que j'emploie souvent avec un succès presque immédiat :

Eau chloroformée un peu étendue. — On se gargarise jusqu'à picotement assez intense. C'est un remède qui m'a été conseillé par mon vénéré maître le professeur Regnauld, et m'a souvent réussi.

O

Occlusions intestinales (barrage). — Cette oblitération de l'intestin peut être subite. — Le médecin appelé dès les premiers vomissements fera le massage du ventre.

En l'attendant, on aura administré de l'huile de ricin, de 45 à 60 grammes.

Œsophagisme. — Spasme subit qui empêche tout à coup une personne d'avaler les liquides ou les solides : il en résulte un sentiment d'angoisse très-intense. Faites respirer de l'éther en attendant le médecin, et appliquez une éponge plongée dans l'eau très-chaude à gauche et à droite du larynx.

Œufs. — Pour les malades, il faut avoir soin d'avoir des œufs bien frais : il ne faut point se servir d'œufs conservés, quel que soit du reste le procédé de conservation.

L'œuf à la coque constitue un mets très-digestif : pour cela, il faut que le blanc prenne un aspect laiteux.

Pour cuire un œuf à point, on emploie le sablier ; il est un moyen plus simple que nous avons expérimenté souvent :

Faites bien bouillir autant de verres d'eau qu'il y a d'œufs à cuire ; retirez cette eau du feu, plongez-y les œufs et laissez refroidir l'eau jusqu'à ce que vous puissiez retirer les œufs sans vous brûler. Ce moyen est infaillible. (FONSSAGRIVES.)

Oreilles (maux d'). — Au médecin d'en rechercher la cause.

En attendant : coton imprégné dans un mélange d'huile d'amandes douces ou d'olives, dans laquelle on verse 20 gouttes de laudanum de Sydenham. On peut encore faire de la révulsion en imprégnant le morceau de coton dans l'eau chloroformée. Nous préférons dans ce cas faire de la révulsion par compresse d'eau chloroformée au pourtour de l'oreille.

Orgasme. — Énervement extrême qui saisit quelquefois les personnes nerveuses, surtout pendant la nuit. — Avant de consulter son médecin :

1° Dix gouttes d'éther sur un morceau de sucre.

2° Poudre de valériane, — une bonne pincée dans un pain à chanter.

3° Poudre de camphre dans le lit.

P

Palpitations. — Le plus souvent d'origine nerveuse.

Toute personne qui a des palpitations doit en avertir son médecin, qui verra si le cœur est en bon état.

1° S'asseoir dans un fauteuil.

2° Appliquer sur la région où l'on sent les battements une compresse d'*eau chloroformée.*

3° Respirer un peu d'éther sur un mouchoir.

4° Faire des inspirations et des expirations très-lentes.

Pansements. — Il y a trois genres de pansements :

1° Cataplasme; 2° charpie et compresse mouillées; 3° irrigation continue.

1° Le cataplasme arrosé d'eau blanche ou d'arnica est bon pour toutes les contusions.

2° Le pansement avec charpie se fait de la façon suivante :

On trempe de la charpie dans l'eau phéniquée; on recouvre la plaie remplie de charpie mouillée avec des compresses également mouillées : on environne le pansement avec une toile gommée ou taffetas anglais qui conserve l'humidité sur la plaie. (Nélaton.) Le chirurgien Desprès place de la charpie dans la plaie et met des cataplasmes par-dessus.

En Angleterre, on emploie une étoffe spéciale, le *lint,* qu'on remplace deux fois par jour.

3° L'irrigation continue se pratique ainsi : On prend un seau d'eau : on y fait une toute petite ouverture par laquelle l'eau s'échappe presque goutte à goutte. Ces gouttes mouillent une bande qui vient toucher la partie malade, baignée déjà par des compresses mouillées.

Si l'eau froide cause des douleurs, on élève la température à 10 degrés.

Pansement par occlusion. — Le médecin seul doit le faire et conclure à son opportunité.

Pansement ouaté de Guérin, *id.*

Peur. — Ébranlement nerveux occasionné par une vue réelle ou imaginaire.

Les enfants crient, pleurent, prennent un air effrayé.

1° Faire respirer un peu d'éther.

2° Faire avaler quelques gorgées d'eau fraîche.

3° Faire passer sur le front un linge mouillé.

4° Calmer les craintes par des attentions.

Plaies (par armes à feu). — Ne point chercher à extraire le projectile, quand il est profondément logé dans les chairs, moins encore quand c'est dans la profondeur du tissu pulmonaire qu'il s'est réfugié. Les *tire-balles* très-ingénieux qui ont été construits ont été, par un grand nombre de chirurgiens, regardés comme des instruments fâcheux. En recherchant la balle profondément, on s'expose à faire de grands dégâts internes.

Une bonne précaution, si la plaie est à la poitrine, consiste à coucher le blessé sur le côté sur une inclinaison telle que le sang s'écoule librement au dehors.

Plaies par instruments piquants (aiguilles, épines, épées, fleurets, etc.). — Si la pointe est restée dans la plaie, l'extraction est toujours absolument nécessaire; sinon, arrêtez l'hémorrhagie par les moyens ordinaires.

Plaies par instruments tranchants.

— Il y a à combattre ici avant tout l'hémorrhagie qui est due à la division des vaisseaux sanguins. Quelques gouttes de perchlorure dans de l'eau jusqu'à couleur jaune.

Le médecin appréciera s'il n'y a pas de lésion artérielle; alors la ligature de l'artère est le seul remède contre l'hémorrhagie.

Le remède à l'écartement des lèvres de la plaie est la *suture;* c'est toujours au médecin que revient ce soin. (Voir *Hémorrhagies, Blessures.*)

Pleurésie — S'annonce par petits frissons souvent assez prolongés, — douleurs au côté, — respiration gênée. Le médecin seul, appelé dès les premiers symptômes, doit se prononcer.

En attendant le médecin, si les symptômes ci-dessus indiqués se présentent, la famille ne doit faire qu'une seule chose:

1° Donner une tisane de chiendent, de mauve;

2° Repos au lit;

3° Cataplasme de farine de lin avec quelques gouttes de laudanum sur les points douloureux;

4° Eau chloroformée sur ces points.

Point de côté (pleurodynie). — S'il persiste, chercher le médecin.

En attendant : 1° Application d'une compresse d'*eau chloroformée.*

2° On peut encore mettre un sinapisme Rigollot.

3° Faire piquer légèrement par des aiguilles très-fines le point douloureux.

Pou (*parasites*). — Frictionner la tête des enfants qui en sont tourmentés avec la pommade suivante :

Acide phénique.	1 gramme.
Vaseline	50 —

En cas de récidive, consulter le médecin.

Prurigo. — Vives démangeaisons occasionnées par des papules quelquefois très-difficiles à distinguer. — Au médecin il appartient de juger s'il n'y a pas trace de lichen ou d'eczéma.

Pommade :

Bicarbonate de soude. . .	10 gr.
Vaseline neutre.	50 gr.
Laudanum de Sydenham.	30 gouttes.

Si c'est aux parties génitales que se présentent ces intolérables démangeaisons, ou à l'anus, soupçonner la présence d'oxyures (petits vers filiformes). En attendant le remède médical, on pourra faire bouillir une tête de pavot pour un litre d'eau de mauve, et promener un linge imbibé de cette eau sur les parties affectées.

R

Rectum (chute du). — Maladie des enfants. — Sortie de la muqueuse anale après des selles avec effort.

Coucher l'enfant sur le ventre, — la tête en bas, — prendre un peu d'huile et faire rentrer le rectum dans l'anus, — laver ensuite fréquemment à l'eau froide et éviter surtout tout effort pour aller à la selle.

Appeler le médecin, qui décidera de la cause de cet accident.

Rein (douleurs de). — Repos absolu; — cataplasme laudanisé (30 gouttes de laudanum); — eau chloroformée sur une compresse.

S

Saignement de nez. (Voir *Épistaxis.*)

Sangsues. — Pour être bonnes, elles doivent offrir un aspect luisant et se former en boule très-rapidement.

Pour les appliquer, le meilleur moyen est celui de faire un petit cornet de papier en forme d'entonnoir large et de les pousser vers la peau avec un crayon ou morceau de bois. — Un peu de crème de lait qui lave la peau préalablement est utile, car les sangsues ont horreur de la graisse.

Moyen d'arrêter le sang après la chute des sangsues :

1° Amadou bien appliqué, coton ou

charpie râpée; il faut former un petit caillot.

2° Toile d'araignée sur laquelle on ajoute amadou.

3° Boulette de papier mâché.

4° Poudre de lycopode, de riz, d'amidon.

5° Perchlorure de fer, quelques gouttes dans un demi-verre à vin. On trempe dedans une boulette d'ouate, et on l'applique sur la piqûre.

Dans quelques cas, on s'est servi avantageusement d'une mèche de veilleuse dont on a fait un bout en forme de clou qu'on introduit dans la piqûre.

Si l'hémorrhagie continue, il faut courir au médecin, surtout s'il y a syncope ou affaiblissement. — Si le médecin n'arrivait pas assez vite, il faudrait faire chauffer une petite tringle de rideaux de fenêtre, la faire rougir, et après avoir essuyé la goutte de sang qui perle à la piqûre, porter rapidement le feu dans la plaie, sur laquelle on applique aussitôt une boulette imbibée de perchlorure.

N. B. — Ne jamais oublier, quand on pose des sangsues, que les cicatrices sont indélébiles; éviter par conséquent de les placer sur des parties en évidence.

Scarlatine. — Éclate souvent brusquement. Fièvre intense qui au thermomètre marque souvent 40 degrés. — Les maux de gorge donnent une vraie sensation de brûlure, avec ou sans gonflement des amygdales.

L'éruption peut être fruste, c'est-à-dire peu sensible; les malades rougissent comme des *homards* (caractère distinctif); l'éruption débute par bras, ou cou; elle n'a pas de boutons saillants.

Au médecin à distinguer d'avec d'autres éruptions.

La scarlatine doit être très-scrupuleusement suivie par le médecin : c'est une maladie pleine de piéges et de surprises.

Elle est maladie contagieuse pour tous ceux qui ne l'ont point eue déjà.

Sinapismes. — On peut en faire facilement et de toute forme, depuis la botte d'ouate dans laquelle on jette quelques pincées de farine de moutarde, jusqu'au *papier Rigollot.*

Quand un sinapisme est appliqué, il est utile de voir l'effet qu'il produit.

Si l'on voit qu'au lieu de se décolorer, la figure s'empourpre davantage, il faut l'enlever, car il agit mal.

En moyenne, *ne pas le laisser plus de vingt-quatre minutes en place;* on cite des exemples de gangrène à la peau chez des malades qui n'avaient point eu assez de réaction nerveuse pour se plaindre de la douleur.

Spasme (de la glotte). — Courts accès de suffocation brusque et sans fièvre.

Au moment de l'accès, éponge très-chaude à la gorge. Donner l'air frais, — respirer un peu d'éther, — jeter de l'eau au visage.

Le médecin appelé jugera la cause et l'attaquera.

Suffocation (nerveuse). — Mêmes moyens que pour les spasmes de la glotte.

Sinapismes, — piqûres de la peau avec un aiguille très-fine.

Si la suffocation est due à un corps étranger, faire vomir coup sur coup avec

0,50 centigr. d'ipéca pour les enfants

1 gramme pour les adultes.

(Voir *Croup*, — *Laryngite*, — *Bronchite*.)

Au médecin d'intervenir.

Syncope. — Perte complète ou incomplète du sentiment et du mouvement.

On reconnaît une syncope à la pâleur de la peau, — la cessation du pouls, — la rareté et la faiblesse des bruits du cœur.

« Couchez horizontalement, dit « Piorry, la tête très-basse et portée en « arrière, dans un lieu frais et aéré, et « les mouvements et les sens reviendront. »

C'est le meilleur conseil.

1° Faire respirer le vinaigre;

2° Frictionner les tempes avec de l'eau vinaigrée;

3° Appliquer une compresse d'eau sédative sur la tête, sont encore de bons moyens.

L'*eau chloroformée* est ici d'un emploi très-utile. Compresses sur la région du cœur et sur le front.

T

Ténesme. — Constriction douloureuse qu'on éprouve après la diarrhée.

1° Lavement avec 25 gouttes de laudanum de Sydenham.

2° Verser quelques gouttes de laudanum dans un peu de *beurre frais*, mélanger — et oindre la partie malade. L'huile d'amandes douces peut remplacer le beurre frais.

Tétanos. — Après une blessure de nerfs, il peut survenir instantanément. — Il s'annonce par une roideur des muscles de la mâchoire (trismus), roideur qui se généralise lentement. En attendant le médecin :

1° Panser la plaie à l'eau phéniquée.

2° Lavement avec 35 gouttes de laudanum.

3° Éviter toute secousse dans le transport du blessé.

4° Craindre tout refroidissement.

5° Donner un verre de vin chaud ou de punch.

6° Relever le moral.

Au médecin à intervenir tout de suite.

Torticolis. — 1° Frictionner le cou avec des flanelles chaudes.

2° Masser les muscles de bas en haut, de l'épaule derrière les oreilles et vers le milieu de l'occiput.

3° Frictionner avec le baume de Fioraventi.

Si le torticolis persiste au delà de plusieurs heures, appeler le médecin.

Toux nerveuse (sèche et sans expectoration).

1° 10 gouttes d'éther sur un morceau de sucre.

2° Lavement avec 30 gouttes de laudanum.

3° Valériane en poudre dans un cachet Limousin.

Toux rauque. — Faire vomir, si la langue est un peu chargée. (De 0,30 à 0,50 centigr. d'ipéca.)

1° Un sinapisme sur la poitrine (10 minutes).

2° Une compresse d'eau chloroformée.

Tranchées. — 1° Cataplasmes laudanisés sur le ventre.

2° Lavement laudanisé (20 gouttes).

N. B. — Jamais de laudanum aux enfants !!!

(Voir *Coliques*.)

U

Uréthralgie. — Injection avec eau de mauve additionnée de 10 gouttes de laudanum.

Au médecin d'apprécier la cause.

Contre les érections involontaires : — saupoudrer de camphre la partie du lit occupée par les organes.

Urticaire. — Souvent occasionné par le poisson, les moules, les fraises. (Voir *Empoisonnement par les moules.*)

1° Lotions d'eau vinaigrée.

2° Frictions avec huile d'olive et 30 gouttes de laudanum.

3° Eau de goudron en boisson et en friction.

4° Surtout une purgation : 40 grammes d'huile de ricin.

5° S'il y a suffocation, respirer quelques gouttes d'éther sur un mouchoir.

V

Vapeurs. — Poudre de valériane dans un pain à chanter.

Au médecin d'apprécier la cause.

Vaseline. — Corps onctueux qui ne rancit pas comme les corps gras, excellent véhicule pour toutes les pommades.

Vertiges. — 1° S'asseoir immédiatement;

2° Fermer les yeux à la lumière;

3° Avaler quelques gorgées d'eau fraîche.

Toujours avertir le médecin.

Vésicatoires. — « Y aurait-il exagé-« ration à affirmer que les vésicatoires

« ont fait plus de mal que de bien depuis « plus de deux mille ans qu'Asclépiade, « le Bithynien, imagina, dit-on, cette « pratique? Je ne le crois pas. » Ainsi parle un éminent professeur.

M. Martin Damourette, notre vénéré maître, l'appelait le fruit d'aberrations inexplicables; nous l'avons entendu condamner comme une ânerie par d'autres, et nous restons convaincu que tous ont raison.

C'est un révulsif qui a de grands inconvénients par suite de l'absorption de la cantharide, qui est lent à produire de bons effets comme révulsif, qui fait souffrir beaucoup le malade, qui amène une plaie souvent origine de complications graves, érysipèle, gangrène, etc., etc.

Son emploi, dans certaines circonstances, nous paraît un acte barbare, qui ne supporte pas le raisonnement. Que dire de l'inepte calotte vésicante que l'aveugle routine ose infliger sur le cuir chevelu préalablement rasé du pauvre malade atteint d'accidents cérébraux?... C'est une monstruosité à laquelle l'ignorance seule a pu donner naissance.

« Si l'on réunissait les éléments du « martyrologe des victimes du vésica- « toire, on serait effrayé de leur nom- « bre. » (FONSSAGRIVES.)

En tout cas, quand pour un motif ou pour un autre le vésicatoire a été ordonné, voici comment il faudra s'en servir :

1° Laver la place où il doit être posé.

2° Ne jamais le laisser en place que *trois heures*.

3° Achever son action en appliquant un cataplasme de fécule de pommes de terre qui soulèvera l'épiderme et formera la cloche.

4° Celle-ci formée doit être percée

délicatement au point le plus déclive (le plus bas), afin que le liquide s'écoule et que la peau ne soit point enlevée.

5° Couvrir la peau non enlevée d'une simple feuille d'ouate. — On n'emploiera le cérat, le beurre de cacao, les ongents belladonés que dans le cas ou la peau sera enlevée, car il faut dès lors traiter une plaie.

6° La feuille d'ouate ne doit pas être renouvelée : quand un nouvel épiderme est formée sous elle, elle s'enlève avec la plus grande facilité.

Grâce à ces précautions, on évitera peut-être les inconvénients du vésicatoire ordinaire, aux cantharides.

Encore une fois, nous donnons la préférence aux autres révulsifs qui ne donnent pas les mêmes effets nuisibles : eau chloroformée, ammoniaque liquide, cataplasme sur lequel on laisse tomber quelques gouttes de térébenthine, etc., etc.

Vêtements. — Les vêtements des enfants semblent être moins faits pour leur bien-être que pour la coquetterie de leurs mères.

Tout peut se résumer ici en trois mots :

Simplicité, liberté, propreté.

Viandes. — Pour les malades, deux modes de préparation seulement : grillage et rôtissage; pas de viandes faisandées, pas de gibier, pas de cervelles : ces dernières sont d'une digestion pénible et d'une valeur nutritive nulle.

Les riz de veau (sweet-bread des Anglais) sont plus nutritifs : sont-ils plus bienfaisants?...

Vins. — Le bordeaux seul est le vin

des malades. Défiez-vous du malaga, de tout vin sucré, ou fortement aromatisé comme bourgogne.

Le champagne peut être utilisé par petite quantité en cas de digestion pénible.

Le mélange de champagne et d'eau à parties égales vaut mieux pour atteindre ce but.

Vomissement nerveux. — 1° Avaler de la glace, — de l'eau très-fraîche.

2° Un paquet de bicarbonate de soude (2 à 3 grammes).

3° Boire de l'eau de Seltz.

4° On guérit quelquefois un vomissement par un vomissement. « *Vomitus vomitu curatur.* » (CELSE.) Poudre d'ipéca, 0,50 centigr.

Consulter son médecin au plus tôt.

Z

Zona. — Inflammation de la peau *en demi-ceinture,* le plus souvent à la poitrine, ou à l'une des trois régions de l'abdomen. Avant qu'il survienne des taches irrégulières, il y a de très-vives douleurs, qui souvent sont prises pour des névralgies intercostales.

Un remède de M. Rendu, aussitôt que les boutons paraissent, c'est :

Alcool.	6 gr.
Perchlorure de fer. .	1 gr.

Avec un pinceau toucher une ou deux fois par jour les boutons.

Le médecin doit intervenir le plus tôt possible.

PARIS. TYP. E. PLON ET Cie, RUE GARANCIÈRE, 8.

www.ingramcontent.com/pod-product-compliance
Ingram Content Group UK Ltd.
Pitfield, Milton Keynes, MK11 3LW, UK
UKHW020153200726
13856UKWH00003B/972

9 782012 858244